脑卒中科普

100问

主 编 杨剑宏

ZHEJIANG UNIVERSITY PRESS
浙江大学出版社
·杭州·

图书在版编目（CIP）数据

脑卒中科普100问 / 杨剑宏主编. -- 杭州 ： 浙江大
学出版社，2023.6
ISBN 978-7-308-23895-3

Ⅰ. ①脑… Ⅱ. ①杨… Ⅲ. ①脑血管疾病－问题解答
Ⅳ. ①R743-44

中国国家版本馆CIP数据核字(2023)第105237号

脑卒中科普100问

NAOCUZHONG KEPU 100 WEN

杨剑宏　主编

策划编辑	柯华杰
责任编辑	秦　瑕
责任校对	王元新
封面设计	林智广告
出版发行	浙江大学出版社
	（杭州市天目山路148号　　邮政编码　310007）
	（网址：http://www.zjupress.com）
排　　版	杭州林智广告有限公司
印　　刷	杭州捷派印务有限公司
开　　本	889mm×1194mm　1/32
印　　张	2.625
字　　数	39千
版 印 次	2023年6月第1版　2023年6月第1次印刷
书　　号	ISBN 978-7-308-23895-3
定　　价	25.00元

脑卒中科普 100 问

编委会

主　编　杨剑宏

编　委　周林涛　商　清　吴月飞　魏　超

　　　　林静辉　吴　擎　孙　晓　蔡玲玲

　　疾病，自古以来就是人类无法绕过的话题，它与人类相伴相随，一直影响着人类社会和人类文明。随着科技的飞速进步及社会的不断发展，人类在与疾病的斗争中不断取得胜利，人类对于自身的健康有了越来越多的主动权。特别是近年来，随着国民健康意识的不断提升，越来越多的人关注健康问题，追求"主动健康"。国家也在以前所未有的力度推进"健康中国"建设，倡导健康促进理念，深入实施"将健康融入所有政策"。2019年7月，国务院启动"健康中国行动（2019—2030年）"，部署了15个专项行动，其中第1项就是"健康知识普及行动"，这也凸显了国家对健康知识普及工作的重视。

　　健康科普是医务工作者的责任，也是医务工作者的义务。人们常说，"医者，有时是治愈，常常是帮助，总是去安慰"。作为医生，我们在临床工作中，发现许多患者朋友有共同的问题或困惑，如果我们能够提前做好科普，答疑解惑，后续的治疗就能事半功倍。通过科普书籍传递健康知识，打破大众的医学认知壁垒，能为未病者带去安慰，增强健康知识储备；为已病者提供帮助，使其做一个知情的患者；给久病者以良方，助其与医生共同对付难缠的疾病。这就是编写本丛书的初衷，也是编写本丛书的目的。

都说医生难，其实大部分没有医学知识的普通民众更难。面对庞杂的医疗信息，面对各地不均衡的医疗水平，面对复杂的疾病，一方面要做自己健康的第一责任人，另一方面还要时刻关注家人的身心健康。我作为医生同时又是医院管理者，也一直在思考能为广大民众做点什么，以期既能够治愈来医院就诊的患者，又能为出于这样或那样的原因不能来医院面诊的患者解决问题。

这套科普丛书，就可以解决这个问题。它以医学知识普及为目的，从医生的专业角度，为患者梳理了常见疾病预防治疗的建议。丛书共 15 册，涵盖了情绪管理、居家护理、肥胖、睡眠、糖尿病、肾脏病、糖尿病肾脏病、口腔健康、呼吸系统疾病、骨质疏松、脑卒中、心脏病、高血压、女性卵巢保护、前列腺疾病 15 个主题。每册包含 100 个常见问题（个别分册包含 100 多个常见问题），全书以一问一答的形式，分享与疾病相关的健康知识。丛书的编者都拥有丰富的临床经验，是各科室和学科专业的骨干。丛书分享的知识点都是来源于一线医务工作者在疾病管理中的实践经验，针对性强。通过阅读，你可以快速而有针对性地找到自己关心的问题，并获得解决问题的办法，从而解除健康困扰。你也可以从别人的问题中受到些许启发，从而在守卫健康的过程中少走一些弯路，多做一些科学的、合理的选择，养成良好的健康生活方式。因此，特撰文以推荐，希望我们这个庞大的医生朋友团队用科普的力量，在促进健康的道路上与你一路同行。

　　未病早预防，有病遇良方，愿大家都能永葆健康！

2023 年 3 月

脑卒中又称中风，包括常说的脑溢血和脑梗死。随着经济的发展，疾病谱逐渐发生变化，如今脑梗死的发病约占脑卒中的 70%，是我国第一位的致死性疾病。脑卒中具有高发病率、高致残率、高复发率的特点，疾病负担沉重，已经成为我国重大公共卫生问题之一。沉重的疾病负担使部分家庭因病致贫、因病返贫，给家庭和社会增加了不稳定因素。

近年来，各项科学研究成果表明，脑卒中是可防可控的疾病。积极有效地控制脑卒中的危险因素（如高血压、高胆固醇等），坚持健康的生活方式和科学的运动，可以显著降低脑卒中的发生率。也有研究证明，即使发生过脑卒中，通过积极科学的防控也可以降低患者再次发生脑卒中和严重脑卒中的概率。

在过去的二十年，脑卒中的救治得到了国家卫生健康委员会的高度重视，卒中中心的工作在全国各级地区广泛推进，静脉溶栓、动脉内取栓术和动脉瘤介入栓塞术等技术得到了广泛的推广，明显提高了脑卒中患者的救治率，显著降低了脑卒中发病后的致残率和致死率。但我国静脉溶栓等技术的治疗率仍低于西方发达国家。脑卒中的救治中素有"时间就是大脑"的说法，发病后在最短的时间内接受治疗才能实现疗效的最大化。

普及脑卒中的知识，提高人民群众对脑卒中的科学认知度尤为重要。健康的生活方式、科学的锻炼、合理的膳食可预防脑卒中的发生；增强群众在脑卒中发生后要快速识别、快速就医的理念，能使更多的脑卒中患者在最短的时间内接受有效治疗，降低残疾和死亡的发生率。

为了帮助大家更好地理解这个疾病，宁波市脑血管病防治临床指导中心编写了本书。本书涵盖了脑卒中的基本概念、病因及发病机制、分类及临床表现、内科治疗、外科干预及介入治疗、防治和筛查、康复、健康管理等一系列民众们最关心的 100 个问题。希望本书能够帮助大家扫清对脑卒中的理解障碍，做好预防，也希望患者能得到及时的治疗，早日康复。

目　录
CONTENTS

一 脑卒中的基本概念

 1 什么是脑卒中?

脑卒中俗称中风,又称脑血管病。卒(cù)同"猝",是突然、迅速的意思。所谓脑卒中,是指突然发生脑血管破裂出血或堵塞,随即出现口眼歪斜、言语不清、肢体瘫痪等症状,严重时患者昏迷甚至死亡等。

 2 脑卒中有哪些特点?

脑卒中作为危害人类健康三大疾病之一,已经成为全球致死率第一位的疾病。2019 年数据显示,我国新发脑卒中约 200 万例,其中脑梗死全年新发约 150 万例,占全部脑卒中的 75%。绝大部分脑卒中患者会有不同程度的后遗症。后遗症影响其工作和日常生活,给家庭和社会造成了重大负担。脑卒中是一种高发病率、高死亡率、高致残率的疾病。

脑梗死，也称脑梗塞、缺血性卒中，是血管狭窄或闭塞导致供血区脑组织的血流量急剧减少，引发的一系列脑、脊髓、视网膜临床症状。脑组织对缺血、缺氧导致的损害极其敏感，血流中断30秒脑细胞代谢就会发生改变，超过1分钟时部分神经元的功能活动就停止，5分钟后大量的神经元、胶质细胞等会发生不可逆的坏死。脑组织缺血发生后每分钟有190万个神经元和140亿个神经突触死亡。

4 什么叫卒中中心？

卒中中心也称脑血管病中心，是以医院为单位成立的、针对脑卒中的多学科、多部门协作诊疗团队，旨在提高诊治效率和质量，为脑卒中患者提供急救、标准化诊疗、手术治疗、康复治疗等全方位治疗。按照诊疗能力不同，卒中中心一般又分为初级卒中中心和高级卒中中心。高级卒中中心具备完整的、先进的诊断和治疗手段，且要达到一定的年治疗体量。

5 什么是脑卒中绿色通道?

脑卒中绿色通道是脑卒中救治的快速通道,是卒中中心建设的重要环节之一,包括院前、院间、院内多个环节。多由急诊科、神经内科、神经外科医生等成立院内抢救小组,根据脑卒中的急性期救治特点,各部门协同,为急性脑卒中患者提供高效率的抢救流程。脑卒中绿色通道建设的主要目的在于缩短患者从发病到接受治疗的时间,从而降低脑卒中的致残率、致死率。

6 什么是缺血性脑白质变性?

缺血性脑白质变性一般是脑计算机断层扫描(CT)或磁共振成像(MRI)检查的诊断描述名称,主要是脑小血管慢性病变导致的,与年龄、高血压、糖尿病等因素有关。缺血性脑白质变性不能简单地看作常说的脑梗死,需要重视。一旦发现缺血性蛋白质变性,就应该在专业医务人员指导下进行详细的脑血管病危险因素筛查,并制订相应的预防方案。

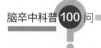

🕜 7 "小中风"的理解误区有哪些?

老百姓通常认为,脑卒中症状轻微或脑影像检查小型梗死病灶就是"小中风"。事实上,这是一个理解误区。"小中风"专业上又称为"轻型卒中",指神经功能缺损轻微,如神经科常用的美国国立卫生研究院卒中量表(NIHSS)评分小于 5 分的程度。但是往往一部分"小中风"患者因为其"小"而不重视,错失最佳治疗时机。临床上经常有脑影像学检查提示小梗死病灶,患者进一步做血管成像又发现脑动脉狭窄、闭塞等。这部分患者往往在短时间内出现脑卒中症状加重或复发,这就是常说的"小中风、大病因"。若患者不能及时接受科学合理的治疗,将可能导致不可挽救的后果。

8　怎么发现脑卒中？

对于检查不完善的患者，一般是根据已知的基础疾病、临床表现、初步的影像学资料，先给出经验性的初步分析判断，最终的结果还需要一定的时间及检查才能确定。有的患者甚至要反复检查多次才发现脑卒中。有医生曾在临床遇到一位阵发性心房颤动导致的脑卒中患者，通过 7 次 24 小时动态心电图检查才最终"抓"到了心房颤动的发作。一直找不到病因的患者也不在少数。

9　为什么生活中不少脑卒中患者的亲属也发生脑卒中？

第一，脑卒中家族史会增加脑卒中发生的风险。高遗传风险个体发生脑卒中的风险大约是低遗传风险个体的 2 倍。第二，患病亲属间有共同的危险因素，比如高血压、糖尿病等，会导致动脉粥样硬化进而发生脑卒中，而非直接遗传了脑卒中。脑卒中也可由相似的生活方式和生活环境导致。第三，如果有高遗传风险，且合并高血压或糖尿病等，的确更易发生脑卒中。

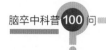 10　有高遗传风险或脑卒中高危因素，是不是也可能得脑卒中？

可能。

首先，消极、紧张、焦虑、放弃的态度都不可取。

其次，脑卒中一般是多因素作用的结果，遗传相关因素只是一方面。脑卒中家族史，只是提醒你有相对高的患病概率，并不是必然会患病。

再次，通过健康的生活方式和积极管理可控的危险因素，如高血压、糖尿病，可以大幅度地降低得脑卒中的风险。

最后，我们可以把风险因素类比为路口交通灯，具有提示作用。风险高相当于黄色信号灯亮起，如果我们不及时"踩刹车"，就很可能会闯红灯，甚至造成交通事故。但如果我们及时踩刹车制动，就会平安无事。

11　关于脑卒中的原因，经常听到三个关键词——"高危因素""病因""机制"，三者有什么关联？

其实这三个词也可以笼统地理解成一个字——"因"，它们之间有一定的逻辑关系。高危因素导致病因，病因通过某种机制（方式、方法）导致脑卒中这个"果"。比如，高血压（高危因素）导致动脉粥样硬化斑块形成（病因），通过脑血管斑块脱落、栓塞（机制），导致脑卒中。

 12　脑卒中的常见危险因素有哪些？

脑卒中的危险因素分为可干预与不可干预两种。

不可干预因素主要包括年龄、性别、种族、遗传因素等。

可干预因素包括高血压、糖代谢异常、血脂异常、心脏病、无症状性颈动脉粥样硬化和不良生活方式（吸烟、饮酒、不良饮食习惯、缺乏锻炼等）、睡眠呼吸障碍（可表现为打呼噜厉害、偏头痛）等。

13 脑卒中主要的风险有哪些?

据统计,2019 年,全球脑卒中的五大主要风险因素是高血压、环境颗粒物污染、高体重指数、高空腹血糖、吸烟。另外,1990—2019 年,脑卒中增长最快的风险因素是高体重指数。

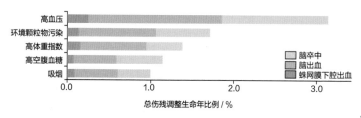

2019 年全球脑卒中风险的总伤残调整生命年比例

14 没有脑卒中危险因素也会得脑卒中吗?

会。随着年龄的增加,血管会自然老化,也可能导致脑卒中。另外,还有上述未提及的一些危险因素,比如,服用避孕药可能会促使血栓形成,增加脑卒中发病风险。另外,动脉夹层可直接导致血栓形成或者直接堵塞血管导致脑卒中。当然,还有一些发生原因、机制不明的脑卒中。

15　脑卒中的病因有哪些?

包括五大类。

（1）大动脉粥样硬化。

（2）心源性栓塞，比如心房颤动，也包括其他心脏病，如卵圆孔未闭、房间隔缺损（反常栓子）、心肌梗死（附壁血栓）、无菌性血栓性心内膜炎（瓣膜赘生物）等。

（3）小血管闭塞，主要是穿支动脉或其远端微动脉闭塞。

（4）其他可确定的病因，比如血管异常（动脉夹层、脑血管畸形、动脉炎等）、血液高凝状态、药物滥用（包括可卡因、毒品等）。

（5）病因不能确定。

16　肥胖会引起脑卒中吗?

肥胖是脑卒中的重要危险因素之一。

2010年，国际脑卒中研究项目（INTERSTROKE项目）确立了十大脑卒中危险因素，其中包括腹型肥胖。生活中可以通过体重指数和腰臀比来判断是否存在腹型肥胖。体重指数（BMI）＝体重（千克）÷

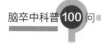

身高^2（米^2），正常范围为 18.5～24.0 千克/米^2；腰臀比＝腰围÷臀围。腰臀比是判断中心性肥胖的重要指标，国际正常参考范围为女性 0.67～0.80，男性 0.85～0.95。

17 运动可以降低脑卒中风险吗？

生命在于运动，长期适量运动可以显著降低脑卒中风险。

体力运动对身体有很多益处，特别是在心脑血管方面，可以增强心脏功能，提高血管弹性，促进血液循环。运动可以促进身体新陈代谢，有利于降低胆固醇、血糖水平。研究表明，运动还有助于高血压的控制。每个人可根据身体的基本状况，选择合适的体力运动，建议每周不少于 3 次，每次不少于 30 分钟，要长期坚持。

18 长期精神紧张会引起脑卒中吗？

长期精神紧张和其他心理障碍疾病会增加脑卒中发生的机会。

国际脑卒中研究项目（INTERSTROKE 项目）确

立的十大脑卒中危险因素中包括精神紧张，人群归因风险比为4.6%，仅次于糖尿病（5%）。随着社会的发展，生活节奏加快，工作压力增加，精神紧张等心理问题成了重要的公共卫生焦点。长期精神紧张可能诱发或加重高血压，以及影响人体的内分泌、新陈代谢等，从而导致一系列的健康问题，如脑卒中等。

19 心房颤动会导致脑卒中吗？

会，超过五分之一的急性脑梗死与心房颤动有关。

约30%的脑梗死与心脏疾病有关，如心房颤动、瓣膜病等。其中心房颤动是很重要的原因。房颤又称心房纤颤，是最常见的心律失常。它可能造成左心耳血栓。若血栓发生脱落就会随着血流进入大脑的血管内，会引起急性脑梗死。心房颤动引起的急性脑梗死往往临床症状更严重，致残率、致死率更高。

20 颈动脉彩超发现有斑块，会导致脑卒中吗？

不一定。

首先，斑块是血管老化的表现之一，这也是很多

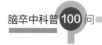

老年人在体检中发现斑块的原因。其次，发现的这个斑块，是否会导致脑卒中，要根据具体情况来看，比如斑块的大小、稳定性、多少等。脑卒中机制包括斑块碎裂、诱发血栓形成等导致栓子形成，斑块导致血管严重狭窄等。而这些因素一般情况下不会直接导致脑卒中。但是，我们也要注意，这些斑块的存在也预示着其他地方可能有斑块，包括颅内的大小动脉。比如，颅内的这些小血管，不光要承受大血管掉下来、冲刷过来的栓子，也有自身形成的斑块直接原地堵塞。这就像用了多年的金属水管，生锈、有水垢也是情理之中的事。但是铁锈、水垢多了或是松动了，就会增加堵塞的风险。最后提醒大家，发现斑块时要咨询专业医生，加强注意，必要时进行药物干预，严重者须进行手术干预。对于斑块，最好的办法还是积极控制危险因素，延缓血管老化的进程。

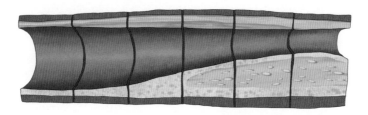

动脉粥样硬化从 10 多岁开始的老化进程

21 脑卒中的发生机制有哪些?

脑卒中的发生机制有三种:血栓形成、栓塞、低灌注。上述机制也可能同时发生,即混合机制。

下面举个例子方便理解:

对于一个家庭式小型供水系统,水龙头打开后没有水。如果这是连接水龙头的管道生锈堵死了造成的,反映的就是栓塞机制。

如果检查发现水泵压力不够,抑或者哪个管道部分堵塞导致水流小,那反映的是低灌注机制。

如果检查发现储水的水箱里杂质多,导致管道堵塞,那反映的也是栓塞机制。

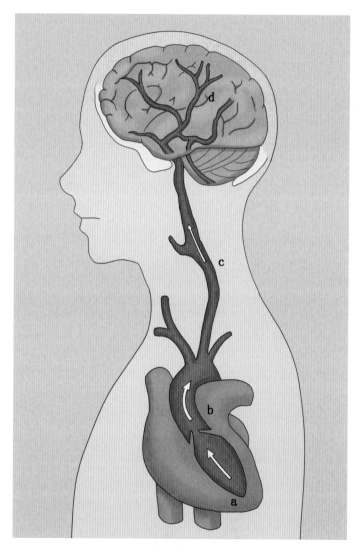

栓子的可能来源及其导致脑卒中的示意图
a.心脏的附壁血栓；b.心脏瓣膜赘生物；c.颈动脉斑块形成的栓子；
d.栓塞导致脑卒中

22 缺血性脑卒中有什么表现?

脑卒中的临床表现非常复杂,与堵塞血管的部位有密切关系。不同的血管堵塞的临床表现各有特点:

(1)颈内动脉主干:患者可能出现一过性黑蒙,或单眼永久失明等。

(2)大脑中动脉:可观察到患者发生三偏综合征,即对侧肢体的偏身感觉障碍,包括面、舌和对侧肢体的偏侧运动障碍,以及一侧视野偏盲。在优势半球发生病变可能出现失语,非优势半球发生病变可出现体象障碍。

(3)大脑前动脉:可能出现对侧肢体,尤其是以下肢为主的肢体感觉或运动障碍,同时部分患者可出现情感淡漠或大小便异常。

(4)大脑后动脉:可能出现视野改变以及头晕、走路不稳等共济失调的临床表现。

(5)椎基底动脉:后循环系统出现梗死,患者可

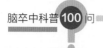
能出现头晕、意识障碍、共济失调、听力异常和眼球活动障碍。

23　头晕是脑卒中吗?

引起头晕的原因很多,如脑卒中、耳石症、颈椎病、低血压等。但如果有头晕伴随如肢体麻木无力、言语含糊、视物重影,则需高度警惕脑卒中,应尽快就诊。

24　口眼歪斜是脑卒中吗?

不一定。口眼歪斜又叫面瘫,分为中枢性面瘫和周围性面瘫。两者的区别在于:中枢性面瘫双侧额纹对称、闭目有力;可能的病因是颈内动脉系统闭塞,尤以大脑中动脉主干及分支闭塞多见,也可能是血管瘤或高血压性血管病变使颅内出血以及颅内肿瘤所致。而周围性面瘫的患者,瘫痪侧做抬眉、闭眼、嘴巴鼓气等动作都困难;最常见的病因为面神经炎,可能与病毒感染有关。

25　突然眼睛看不见是脑卒中吗?

突发视野缺损或者一侧视野看不清,有可能是椎基底动脉缺血、梗死。一过性单眼发黑有可能是眼动脉缺血症状,应高度警惕同侧颈内动脉是否有狭窄闭塞。

26　出现说话困难是脑卒中吗?

言语障碍是急性脑卒中的常见症状之一,如有突发说不出话、讲话不流利、叫不出物体名字、听不懂别人说话、答非所问、发音不清晰等,需考虑急性脑卒中,应尽快就诊。

27　年轻人会得脑卒中吗?

近年来,缺血性脑卒中发病率在年轻人中逐渐升高,发病年龄年轻化的趋势明显。全球每年约有 200 万中青年人(18—50 岁)患缺血性脑卒中。与老年人脑卒中相比,中青年人脑卒中不明原因型比例更高。在中青年人中,病因也随着年龄而变化。大动脉粥样硬化和小动脉闭塞型脑卒中在 35—40 岁后显著增加。40—45 岁的患者占中青年人脑卒中的 63.51%。

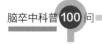

对中国中青年脑卒中人群的调查显示：高血压是最主要的危险因素（38%），吸烟（36.1%）其次，而高脂血症仅占4.58%。然而，许多欧洲和美国的研究显示：吸烟和高脂血症是45岁以下人群脑卒中发生的主要原因。中青年人脑卒中的其他常见危险因素还包括糖尿病、家族史及酗酒。除上述危险因素外，许多其他的不常见的危险因素也应该考虑，如心脏疾病、血液疾病、遗传性疾病等。

28 脑卒中症状完全缓解了，还需要治疗吗？

若脑卒中症状完全缓解，可能是短暂性脑缺血发作已缓解。短暂性脑缺血发作即由局灶性脑缺血或视网膜缺血引起的短暂、可逆的神经功能缺损发作，不伴有急性脑卒中，可自行缓解，不留任何后遗症。短暂性脑缺血发作被认为是脑卒中的先兆。研究表明，超过49%的急性脑卒中患者有短暂性脑缺血发作病史。因此，如有短暂性脑缺血发作，也应尽快就诊。

29　喝醋可以软化血管吗？

　　醋作为一种家庭必备的调味料，可以提高食欲，受到不少人的喜欢，甚至有些人认为醋有软化血管的作用。那么，喝醋真的可以软化血管吗？软化血管一般是指软化血管壁上动脉粥样硬化的斑块。血管壁上动脉粥样硬化斑块主要由钙质、脂肪粒组成。如果将钙浸泡进醋中，的确可以溶解钙。但是醋经过胃进入人体后，经过一系列变化，留在血液中的量是很少的，达不到软化血管的效果。那么吃醋泡花生、木耳等食物，是否有效呢？如果血管已经发生钙化，通过吃这些食物来软化血管，基本没有效果。至于市场上热销的含醋保健饮料，也是同样道理。"喝醋可以软化血管"是找不到科学依据的，食用大剂量的醋反而会影响身体健康。醋食用过量，轻者引起胃部的胀感、疼痛；胃部有慢性疾病的人，病情容易加重。

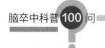 30 脑卒中发病早期血压升高要不要降？

随着公众健康教育的推广，人们深刻地认识到高血压是脑卒中首要危险因素。但是脑卒中患者在医院就医时，医务人员并没有积极处理患者升高的血压，这是为什么呢？约 70% 的缺血性脑卒中患者急性期血压升高，其可能的原因为应激、憋尿、疼痛、害怕、紧张、既往高血压、低氧血症的生理性反应、颅内压增高等。大多数患者在发病一周内血压逐渐恢复到发病前水平。虽然从理论上讲，降低血压可以降低脑水肿、减少梗死灶的出血、防止血管进一步损害、预防脑卒中复发，但过于积极的降压治疗也会产生不利影响，因为缺血区域脑灌注血流降低会引起脑卒中病情加重。因此，2018 年《中国急性缺血性脑卒中诊治指南》推荐缺血性脑卒中一般急性期不应降低血压。脑卒中后病情稳定，若血压持续≥ 140/90mmHg 且无禁忌证，可于起病数天后恢复使用发病前服用的降压药物，或开始启动降压治疗。需要紧急降压治疗的情况包括：血压持续升高至收缩压≥ 200mmHg 或舒张压≥ 110mmHg，或伴有严重心功能不全、主动脉夹层、高血压脑病的患者；准备溶栓及桥接血管内

取栓者，血压应控制在收缩压＜180mmHg、舒张压
＜100mmHg。

31 堵塞脑血管的血栓能用药物溶解掉吗？

缺血性脑卒中是血栓堵塞了脑血管导致脑血流中
断引起脑细胞死亡。那么，堵塞脑血管的血栓能用药
物溶解掉吗？可以，但有时间限制。这很容易理解，
血栓刚形成的时候比较松软，时间越长越坚固，越不
容易溶解。就像水泥一样，刚刚浇筑的水泥，我们能
够很轻松地用水把它冲掉打散，但是时间久了，水泥
就变得坚固，我们很难把它再清除掉。同样，脑血管
中的血栓最佳的溶解时间是在血栓形成后的 3 小时以
内。如果血栓形成超过 6 小时，溶栓的效果就会大大
下降。

32 溶解血栓的药物有哪些？

在血栓形成过程中，纤维蛋白的聚集起着重要
作用。它就像胶水一样，把血液中的血小板等成分黏
附聚集在一起。所以溶解血栓的药物通过溶解纤维蛋
白，可达到溶解血栓的目的。第一代溶栓药物无纤维

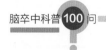

蛋白特异性，典型代表为链激酶、尿激酶等。第二代溶栓药物以组织型纤溶酶原激活剂（t–PA）为代表，主要特点为具有一定程度的纤维蛋白特异性，但半衰期较短，临床应用时需连续滴注。第三代溶栓药物利用现代分子生物学和生物工程技术对 t–PA 进行了结构改进，在纤维蛋白特异性、半衰期及溶栓效果方面较 t–PA 均有较大提高；其主要代表有阿替普酶、替奈普酶、瑞替普酶等，均可直接激活纤溶酶原。现在临床上广泛使用的溶栓药物是阿替普酶。溶栓药物的研究不断推进，疗效不断提高，大大降低了急性血栓性疾病的致残率和死亡率。

33 脑卒中患者需要长期服用的、预防血栓的药物有哪些？

缺血性脑卒中的病因是，脑动脉内血栓形成，堵塞了供给相应脑组织的血流。根据成分不同，血栓可以分为红色血栓和白色血栓。白色血栓主要由血小板、少量红细胞及纤维素组成，而红色血栓主要由红细胞、少量血小板及纤维素组成。非心源性、缺血性脑卒中的患者的血栓以白色血栓为主，故抗栓药物主要为抗血小板聚集的药物，比如阿司匹林、氯吡格雷、西洛他唑和双嘧达莫等。心源性缺血性脑卒中患者的血栓多为红色血栓，故抗栓治疗方案临床上主要为抗凝治疗，经典的治疗药物为华法林，其他新型口服抗凝药包括利伐沙班和达比加群酯等。

❓ 34 偶尔忘记服用阿司匹林怎么办？

阿司匹林是很多心血管疾病患者长期服用的一种药物。在长期服用的过程中，难免会由于某些原因，出现忘了服用的情况。对于偶尔漏服的情况应该怎么办呢？单次服用小剂量阿司匹林已足以抑制体内现存血小板活性，但体内每天有10%～15%的新生血小板，故需每天服用阿司匹林以保证新生血小板功能受到抑制。因此，偶尔一次忘记服用阿司匹林，体内仅15%的血小板具有活性，对于抗栓作用影响不大；然而，若连续漏服将会导致血栓风险增加。所以，偶尔忘记服用一次阿司匹林不会影响其疗效，尽量在下一次服药时间服用常规剂量的阿司匹林即可，不需要用加倍剂量阿司匹林。过量服用阿司匹林不良反应会增加。如果是您平时都是早上服用阿司匹林肠溶片，而早上忘了服用，到了中午或晚上想起来了，这种情况下，如果想要补服，是完全可以的。可能有的朋友还会纠结，我当天晚上服用了阿司匹林，是不是以后都得晚上服用了？对于这个问题，建议还是看个人习惯，早上服用阿司匹林还是睡前服用阿司匹林，目前没有明确的规定。因此，如果早上漏服，晚上可以补服，第二天以及之后仍然坚持早上服用阿司匹林，也是可以的。当然改变用药习惯，统一改成晚上服用，也是可以的。可以结合自己用药情况和用药习惯，自行选择。

35 阿司匹林何时服用最好，餐后还是空腹服用，早上还是晚上？

阿司匹林导致胃肠道损伤主要有两个原因：一是抑制环氧化酶，减少前列腺素生成，削弱了前列腺素对胃肠道的保护作用；二是阿司匹林直接作用于胃壁内，与胃上皮细胞直接接触造成损伤。目前，临床常用的阿司匹林为肠溶或肠溶缓释剂型。其外有一层耐酸的包衣，保护其通过胃内酸性环境不被溶解，到达小肠碱性环境后药物缓慢释放，以减少胃肠道不良反应。如在饭中或饭后服，肠溶阿司匹林会与食物中的碱性物质混合，延长其在胃内停留时间，释放阿司匹林并增加胃肠道不良反应的发生风险。空腹服用可缩短其在胃内停留时间，使其顺利到达小肠。因此，建议阿司匹林肠溶或缓释片最好空腹服用。而阿司匹林平片需要在饭后服用以减少不良反应并提高耐受性。早上服还是晚上服用阿司匹林目前没有定论，最重要的是长期坚持。心血管系统的多种生理活动均表现出一定的昼夜节律。研究发现，心血管事件高发时段为6：00—12：00，清晨血小板更活跃。肠溶或缓释阿司匹林口服后 3～4 小时达到血药高峰。如每天上午服药不能在事件高发时段提供最佳保护，而睡前服用阿司匹林可以更好地抑制清晨血小板功能。但是，没有随机临床对照研究证实，睡前服用阿司匹林更能减少心血管病事件。而且阿司匹林一旦生效，其抗血小板聚集作用就是持续性的，不必过分强调固定某一时间服药。

❓ 36 他汀类药物什么时间吃？

睡前服用他汀类药物效果最佳。因为他汀类药的主要作用是降血脂，在降胆固醇、降低密度脂蛋白胆固醇方面优于甘油三酯。夜里十二点是胆固醇的合成高峰期，在胆固醇合成高峰期之前的 2～3 小时服用他汀类药物，能更有效地抑制胆固醇合成，能把胆固醇降低到最低的水平，所以临床上主张在睡前服用他汀类药物。目前临床上他汀类药物有很多种，比如辛伐他汀钙、瑞舒伐他汀钙、阿托伐他汀钙、匹伐他汀钙等。无论是哪一种他汀类药物，都主张在睡前服用。

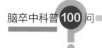 37　阿托伐他汀钙片可以补钙吗？

　　阿托伐他汀钙片不是钙片，因为其化学结构中含有钙离子，故称为阿托伐他汀钙，并无补钙的作用。阿托伐他汀钙片的钙，是一种离子形式的钙。二价钙离子的主要作用是稳定阿托伐他汀，阿托伐他汀与钙离子结合后才能稳定下来，在人体内发挥作用。阿托伐他汀钙片属于羟甲基戊二酰辅酶A还原酶抑制剂，主要作用是降血脂，以降低胆固醇为主，同时具有稳定斑块的作用。患者在日常用药的治疗过程中，不能用阿托伐他汀钙片来补钙。

38 脑卒中会导致癫痫吗?

缺血性脑卒中会引起脑组织的破坏和脑细胞异常放电导致癫痫发生。缺血性脑卒中后癫痫早期发生率为 2%～33%，晚期发生率为 3%～67%。早期痫性发作是指发生在脑卒中后一周内的癫痫，主要发生在 24 小时以内。晚期癫痫发作发生于脑卒中后 1 周以上，其中脑卒中后 6～12 个月癫痫发病率最高，90% 的患者在一次发作后可能再次出现癫痫发作。孤立发作一次或急性期癫痫发作控制后，不建议长期服用抗癫痫药物。脑卒中后 2～3 个月再发的癫痫，需要进行长期规范的抗癫痫治疗。

 39 脑卒中后会发生痴呆吗?

据统计，脑卒中后半数以上的人会发生不同程度的认知功能损害，这严重降低了脑卒中患者生活质量，给家庭带来了沉重负担。脑卒中后的认知功能损害主要表现为好忘事忘人、说话重复、日常活动能力下降、精神不集中，甚至在熟悉的环境中迷失方向。那如何防治脑卒中后的痴呆呢? 对脑卒中的患者进行认知功能筛查后发现，对轻度认知功能损害患者进行

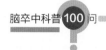

早期治疗是最有效的途径。已经被认定为痴呆的患者，则必须由专科医生进行药物治疗。

40 长期服用阿司匹林有副作用吗？

阿司匹林是最早的西药之一。它和青霉素并列被称为近代医学上最伟大的发明。

最早它的作用是解热镇痛，后来人们才发现它有抗血小板聚集作用。目前来看，阿司匹林是公认的预防缺血性脑卒中非常有效的药物之一。它能有效地减少 18% 左右脑卒中复发的风险。那么它有哪些副作用呢？首先是消化道的不适，其对胃和肠道有一些刺激。这一类的副作用可以通过选择不同的药物剂型或者调整服用时间来减少。比如选择铝镁阿司匹林或者在最后一口饭后服用等，可以减少胃肠道的刺激。其次是消化道出血。有些患者本身有胃溃疡、胃黏膜出血，或者有饮酒病史的人容易发生消化道出血。还会有一些非常少见的副反应，如头晕和耳鸣等。有哮喘病史和痛风病史的人，服用阿司匹林要慎重。

41 预防缺血性脑卒中吃什么药?

缺血性脑卒中是脑血管动脉硬化和血栓形成导致的。随着年龄增长,脑血管动脉硬化不断进展,患者平时应该注意观察血脂、血糖、血压。如果血脂增高,应及时服用抗动脉粥样硬化药物,比如常用阿托伐他汀、瑞舒伐他汀、普伐他汀等,以及抗血栓药物阿司匹林、氯吡格雷等。合并高血压的患者,血压应当控制在140/90mmHg以下。65岁以上老年人,血压可控制到150/90mmHg以下。当然,除了药物预防脑卒中外,建议患者养成良好的工作和生活习惯,不熬夜,保持良好睡眠。饮食方面应该注意低盐、低脂、低糖,多食用蔬菜类食物,保持适当运动。

42 定期输液疏通血管可以预防脑卒中吗?

不能。一些老年人认为,每年输液疏通血管可以预防脑卒中,这个观点是错误的。目前没有科学研究能证明输注活血化瘀的药物可以预防脑卒中。预防脑卒中最重要的是积极管理脑卒中危险因素,如高血压、糖尿病、高血脂、肥胖等,以及改变不良生活方式,如增加运动、科学饮食等。

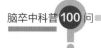

43 预防脑梗死是中药好还是西药好?

预防脑梗死的中药和西药各有千秋。中药汲取了数千年中医理论的精华。中成药在我国广泛用于治疗脑卒中以及脑卒中后遗症,它们对于改善脑循环有一定作用。然而西药在治疗和预防脑梗死中积累了大量的循证医学证据,如阿司匹林抗血小板聚集、他汀类药物降脂等。因此,可结合病情综合考量药物的选择,中西医结合可能更适合国人的需求。

44 哪种降压药预防脑卒中效果更好?

降压药物预防脑卒中的关键在于对血压的有效控制。目前没有明确的证据说明哪种降压药物更好。降压治疗最重要的是将血压控制在目标值以下,同时实现平稳降压,减少血压的波动。应在医生的建议下,根据个人对降压药物的效果和药物不良反应、合并疾病以及经济状况等,选择一种或一种以上的降压药。

45 什么是脑出血?

脑出血别名脑溢血。老百姓常说的脑出血,多数情况下是指在没有脑外伤情况下自发出现的脑实质内血管破裂出血。很多脑血管疾病可能引起这种突发的脑出血,包括脑动脉瘤、脑静脉畸形、硬脑膜动静脉瘘、烟雾病、血管炎等,但最常见的原因还是高血压控制不佳导致的动脉血管硬化。因为脑出血与高血压的高度相关性,所以脑出血也常发生在血压容易升高的冬春季,特别是活动和情绪激动时。脑出血患者常常出现剧烈的头痛,伴呕吐,轻者随即出现偏瘫、失语,重者迅速昏迷。脑出血是一种十分凶险的急症。

46 脑出血该如何诊治?

在诊断方面,根据前面提到的病因及相关症状,加上颅脑CT就能快速地判断是否为脑出血。在治疗方面,大多数脑出血以保守治疗为主,少数重症和出血逐渐增多患者，可选择手术治疗。手术方法比较多，包括开颅和穿刺，但目前微创治疗是脑出血手术治疗的大趋势。关于预防脑出血，控制血压是预防脑出血最好的办法。另外，戒烟戒酒、清淡饮食、控制体重、适当运动都是很有效的办法。

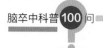 47 什么是"神奇"的烟雾病？

很多人对烟雾病一无所知，甚至包括一部分医务人员。其实，烟雾病是一种脑血管疾病，是一种少见的、慢性进行性颅内大血管狭窄或闭塞性疾病，并伴颅底新生血管网形成。因颅底新生血管在数字减影血管造影（DSA）影像上形似"烟雾"，故而得名。烟雾病主要的临床表现有两种，即脑缺血症状和脑出血症状。对于脑缺血症状，大家根据烟雾病的定义就可以理解。颅内大血管狭窄或闭塞自然很容易引起脑缺血。烟雾病引起脑出血症状的原因是原颅内大血管狭窄或闭塞导致颅内代偿血管过度扩张从而形成粟粒状动脉瘤。这种动脉瘤在血压波动下破裂出血，从而引起脑出血。

48　烟雾病如何诊治?

烟雾病的辅助诊断，与许多脑血管病一样，推荐应用DSA。另外，对于儿童和难以配合DSA检查的患者亦可行磁共振成像/磁共振血管成像（MRI/MRA）协助诊断。在治疗方面，迄今为止，还没有明确有效的治疗烟雾病的药物。2012 年，日本的《烟雾病诊断治疗指南》推荐口服抗血小板聚集药物来治疗缺血型烟雾病，但依然缺乏足够的临床证据。目前主流的烟雾病治疗方法依然是颅外 – 颅内血管重建手术。

 49　脑动脉瘤是传统意义上的肿瘤吗?

脑动脉瘤其实并不是传统意义上的脑肿瘤。它是脑动脉内腔的局限性异常扩张使动脉壁形成的一种瘤样突出。形象地说，就是脑血管的血管壁被损伤后，在血管内血流的高压下逐渐向外膨胀。这种膨胀变薄的血管壁容易在血压波动情况下破裂引起脑出血。就像自行车轮胎壁损伤后容易引起的"鼓包"，甚至于"爆胎"一样。

脑动脉瘤最严重的后果是动脉瘤破裂引起颅内出血。因此该疾病具有高死亡率、高致残率的特点。

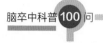 50 脑动脉瘤如何诊治?

诊断:目前计算机体层血管成像(CTA)可以在一定程度上检查出绝大部分的颅内动脉瘤,并能显示动脉瘤与周围脑组织、颅底骨质等三维结构关系。但脑动脉瘤诊断的金标准仍然是DSA。

临床表现:颅内动脉瘤破裂出血通常起病急,临床上属于危急重症。患者常有头痛、呕吐等颅内压增高症状,部分患者出现偏瘫、失语等神经功能障碍,严重者可出现嗜睡、昏迷等意识障碍甚至死亡。

治疗:手术夹闭和动脉瘤介入栓塞术是目前治疗脑动脉瘤最常用的两种办法。两种方法各有利弊,专科医生会根据患者的实际情况推荐最佳的治疗方式。

51 什么是脑血管造影?

脑血管造影是医生在股动脉或者桡动脉穿刺(打针),通过一根造影导管将造影剂注射到颅内不同的血管,再通过计算机成像来判断血管有没有狭窄、其他病变的一种检查。脑血管造影可以动态、全面、精确地显示脑血管的结构及相关情况,被认为是诊断脑血管病的"金标准"。

52 什么是颈动脉狭窄，其危害与检查方法有哪些?

颈动脉狭窄是指颈动脉管腔变窄变细。其最常见的原因是动脉粥样硬化导致斑块形成而引起管腔的狭窄。其他原因有不适当的颈部按摩导致颈动脉夹层、动脉炎、肌纤维发育不良、肿瘤放疗等。颈动脉狭窄常见于中老年人，男性比女性多见，颈动脉狭窄最常见的危害是会导致同侧大脑缺血，严重时可出现口角歪斜、偏瘫等症状。目前常用的检查方法有颈动脉超声、颈部CTA以及颈动脉血管造影检查。

53 什么是颈动脉支架植入术?

颈动脉支架植入术是目前治疗颈动脉狭窄的主要手段，一般由神经科医生通过微创治疗，手术切口大约2mm，手术后无明显瘢痕。手术由神经科医生在股动脉穿刺，将治疗导管置于颈动脉邻近狭窄处，同时使用"保护伞"避免血管内斑块脱落引起脑卒中，最后放置颈动脉支架，使颈动脉管腔恢复到接近正常血管直径状态。手术成功率达98%以上，手术后患者恢复快，住院时间短，适合绝大多数颈动脉狭窄患者。

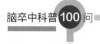

54 什么是颈动脉内膜剥脱术？

颈动脉内膜剥脱术是由外科医生切开颈动脉并剥离颈动脉斑块来恢复颈动脉正常管径的手术。颈动脉内膜剥脱手术已有 50 多年的历史，是一种成熟的手术方法，与颈动脉支架植入术相辅相成。

55 什么是脑动脉狭窄？

脑动脉狭窄是指颈动脉和椎动脉的颅内段、大脑中动脉、大脑前动脉及基底动脉发生狭窄。其最常见的原因是动脉粥样硬化，是导致缺血性脑卒中的主要原因之一。脑动脉狭窄一般多在出现脑卒中症状、完善颅内血管检查时发现。导致脑动脉狭窄的常见原因有高血压、高脂血症、糖尿病。我国是脑动脉狭窄的高发地区，发病率总体上呈现北高南低、东高西低的地理分布特征。

56 脑动脉狭窄的治疗方法有哪些？

脑动脉狭窄的治疗手段主要由狭窄程度决定。一般狭窄小于 50% 的患者在常规内科进行抗血小板聚集、降低血脂等治疗。有症状的狭窄并且狭窄大于

50%的患者除了常规内科药物治疗以外，可以考虑血管成形或者支架植入治疗。

57 已经发生脑卒中并有后遗症的患者发现脑内外动脉狭窄，还能不能行介入治疗？

已经发现缺血性脑卒中并有后遗症的患者，如果病情仍在进展，如内科规范治疗后仍然反复发生脑卒中事件，介入治疗仍然是必要的手段。研究认为，颈动脉开通对血管性痴呆的患者提高认知能力有一定帮助，可经神经专科医生的评估后决定是否行介入治疗。

58 椎基底动脉狭窄有哪些危害？

椎基底动脉是为小脑、脑干以及大脑后部供血的血管，占全脑供血的 25% ～ 40%，又称为后循环系统。后循环缺血可表现为眩晕、呕吐、晕厥、复视、双眼黑蒙、视力下降、视野缺损、饮水呛咳、言语含糊、站立不稳等，严重的可导致呼吸心跳停止。

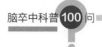 59 急性脑卒中什么情况下能行介入取栓治疗?

急性脑卒中是常见的脑血管重症,一旦发生就应当尽快到就近的卒中中心就诊,越早治疗脑组织损伤就越小。急性脑卒中发生24小时以内可采用机械取栓治疗。取栓是把堵住血管的血栓通过导管取出,从而使堵塞的血管再通,恢复脑组织供血。

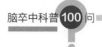 60 急性脑卒中急诊取栓治疗的效果怎么样?

目前,血管内取栓治疗已经是急性大血管闭塞的主要治疗手段。我国血管开通成功率可达90%以上,良好预后率可达60%左右。如果对急性大血管闭塞脑卒中不做任何处理,绝大多数会有瘫痪的后遗症,严重的可能直接导致死亡。因此,急性脑卒中取栓治疗是目前挽救大血管闭塞的主要手段,就医时间越早,治疗效果越好。

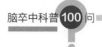 61 什么是静脉性脑卒中?

静脉性脑卒中是指颅内静脉系统血栓形成导致静脉回流障碍,产生脑组织水肿、淤血、脑压增高,可

引起瘫痪、癫痫、嗜睡甚至昏迷等症状。静脉性脑卒中常见于育龄期妇女，可出现在妊娠期、产褥期、口服避孕药期间。治疗手段主要是药物治疗、手术介入治疗等。

62 发生脑卒中时，脑CT和磁共振成像哪个检查更好？

发生脑卒中，应第一时间就诊于最近的卒中中心，CT能快速帮助判断是否发生脑卒中，是脑梗死还是脑出血。因此一般情况建议首选CT检查。磁共振成像检查对于急性脑梗死的判断虽然优于CT检查，但是检查所需时间长，可能延误静脉溶栓等治疗时机。部分人群可能不适合行核磁共振成像检查，如无法安静平卧、体内有金属植入物等人群。

63 脑卒中的危险因素有哪些?

脑卒中的危险因素有不可干预因素和可干预因素两种。不可干预因素主要指年龄、性别、种族、遗传等因素,是后天不能改变的。可干预因素主要指高血压、糖尿病、高脂血症、心脏疾病、动脉粥样硬化以及生活方式等因素,是要重点防治的内容。

64 脑卒中筛查包括哪些项目?

对于脑卒中高危人群可进行以下项目的筛查:一般项目,包括身高体重、神经系统体格检查、血生化、同型半胱氨酸、心电图、颈部血管超声、心脏超声等;特殊项目,包括头颅核磁共振成像以及头颈部血管CT等,如有显著阳性家族史的人群可行相关基因检测。

65 颈部血管超声检查为什么那么重要?

颈部血管超声检查在一般体检项目中较少涉及。但它对有高血压病、糖尿病、高脂血症以及有家族性脑卒中病史人群的早期筛查有重要意义。脑部血管主要包括颈动脉系统(供应脑前部 2/3 血流)和椎-基底动脉动脉系统(供应脑部后 2/3 血流)。颈部血管主要指颈动脉和椎动脉,它们是连接大脑和心脏的桥梁。血管超声的检查可判断血管的内膜厚度、斑块性质以及是否存在血管狭窄,再据检查结果制订进一步的干预措施。

66 体检发现颈动脉斑块怎么办?

随着人民生活水平提高,每年一次的健康体检也越来越普遍。那么体检时发现颈动脉斑块怎么办?不要惊慌,保持冷静!首先,绝大部分的颈动脉斑块是由动脉粥样硬化引起的,而动脉粥样硬化是一个慢性发展的过程。一般颈动脉斑块不会引起临床症状,只有严重的或者破裂的斑块才会导致临床症状。其次,颈动脉斑块并不是无缘无故形成的,往往有相关的危险因素。颈动脉斑块形成的危险因素可分为可控因素

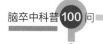

和不可控因素。不可控危险因素包括年龄、性别和遗传因素等。可控危险因素包括高同型半胱血症、高血压、高尿酸血症、吸烟、代谢综合征、高胆固醇血症、高甘油三酯血症、糖尿病、高低密度脂蛋白血症等。因此，如果体检发现颈动脉斑块，建议进一步完善相关可控因素的筛查，后续根据筛查结果制订个体化的治疗方案，包括生活饮食方案和药物方案。

67 发现颈动脉斑块怎么办，是否一定需要药物治疗？

彩超发现颈动脉斑块，需要辨别斑块的性质是属于稳定型斑块还是不稳定型斑块。稳定型斑块一般形态较规则，表面光滑，呈均质等强回声，纤维帽较为完整。而不稳定型斑块形态不规则，光滑，呈不均质低回声或无回声，纤维帽不完整。对于不稳定型斑块，一般建议积极干预患者生活方式和使用他汀类药物治疗，并定期复查。

68 发生脑卒中后需要做哪些检查？

首先完善头颅CT检查，初步辨别是缺血性脑卒中还是出血性脑卒中。如果是缺血性脑卒中，可根据病情需要进行血化验，心脏、颈部血管超声，心电图，头颈部计算机体层血管成像（CTA）以及磁共振成像（MRI）检查。而出血性脑卒中则着重进行头部动静脉CT检查排查病因，必要时行全脑数字减影血管造影（DSA）检查。

？69　出血性脑卒中和缺血性脑卒中的筛查和预防有何不同？

单纯出血性脑卒中的筛查相对较少，主要针对有家族阳性病史的患者或者有筛查意向的人群。一般是在常规缺血性脑卒中筛查的基础上重点完善颅内血管检查（如脑部血管磁共振成像和计算机体层血管成像）来排查脑血管畸形、动脉瘤等情况，同时重点进行血压管理和血液系统检查。

？70　脑卒中筛查时心脏检查的目的是什么？

心脏疾病导致的脑卒中称为心源性卒中，是脑卒中一个重要的病因。我们一般可行心电图和心脏彩超，初步排查是否存在心房颤动、心脏瓣膜病、

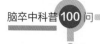

心脏内血栓形成等情况。如有需要，可进一步行经食管超声检查，根据不同的病因制订相应的防治策略。

71 为什么要进行高同型半胱氨酸血症的检测，如发现指标异常升高如何处理？

目前，已有研究显示高同型半胱氨酸血症是脑卒中的独立危险因素，并与痴呆、心血管疾病等存在显著的相关性。如体检发现血同型半胱氨酸异常升高，需要进行生活方式干预，如戒烟、限酒、合理地饮食和运动等，同时进行药物干预，如补充叶酸、B族维生素等。

72 缺血性脑卒中时头颅磁共振成像一定是阳性的吗？

目前在缺血性脑卒中的诊断中，除了明确的病史和体格检查外，头颅磁共振成像是非常重要的检查手段，绝大多数情况下可以明确诊断。但是也有极少数情况下头颅磁共振结果是阴性的，但临床上考虑为急性脑卒中。这可能与病灶的部位、大小，发病时间等因素相关，可以动态复查头颅磁共振成像，并遵循医嘱进行诊治。

73 哪些人需要进行脑卒中筛查?

一般来说，40 岁以上的人群都需要进行脑卒中筛查。有家族高危病史的人群，年龄小于 40 岁也可以进行筛查。

74 脑卒中会遗传吗?

大多数的脑卒中不是遗传病，但如果家族中有高血压、糖尿病等脑卒中高危因素，就需要积极行脑卒中筛查。此外，少部分和基因相关的脑卒中会增加后代的脑卒中发生风险。

75 脑卒中会复发吗?

脑卒中是一种复发率较高的疾病，且复发性脑卒中的致残率和致死率更高。对于已经发生脑卒中的患者需要进行规范的脑卒中二级预防，包括药物治疗、危险因素的控制以及生活方式的干预，切勿随意停药和减药。同时定期至专业机构进行脑卒中复诊。

七 脑卒中的康复

76 什么是神经康复?

神经康复是指研究神经系统疾病所致的功能障碍，并进行相关康复预防、康复评定和康复治疗的一门学科。神经康复是神经系统疾病临床治疗的重要组成部分，是在神经系统病损后立即针对患者制订个体化综合治疗方案，并非在急性期后或恢复期才开始进行。神经康复与药物及其他相关治疗共同构成完整的治疗措施系统。

77 脑卒中患者的康复目标是什么?

采用一切有效的措施预防脑卒中后可能发生的残疾和并发症（如压疮、坠积性或吸入性肺炎、泌尿系感染、深静脉血栓形成等），改善受损的功能（如感觉、运动、语言、认知和心理等功能），最终提高患者的日常生活活动能力和适应社会生活的能力。

78 脑卒中患者的康复时机如何选择?

通常在生命体征(血压、体温、呼吸、脉搏)稳定 48 小时后,疾病无加重或好转的情况下开始进行康复治疗。

79 脑卒中患者是否可以回家进行康复?

康复不是简单地动动手动动腿,去走走路锻炼一下。康复前必须进行康复评定,而且不止一次,评定贯穿于整个康复训练的过程中。再根据每次的评定结果制订相应的康复计划,并在实施过程中不断改进和完善。整个训练过程循序渐进,需要患者主动参与和家属积极配合,并不是回家进行盲目训练。

80 脑卒中患者如何进行早期被动活动?

早期被动活动是为了保持关节的灵活性,防止关节肿胀和僵硬。活动顺序为从近端关节到远端关节(如肩关节、肘关节、腕关节、指关节依次活动),一般每天 2 ~ 3 次,每次 5 分钟以上,直到患肢能自主活动。

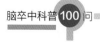81 脑卒中患者有感觉障碍该如何训练？

根据患者感觉障碍的程度选择适当的训练方法和训练工具，训练要循序渐进、由易到难、由简单到复杂。如在木箱中放置一个圆球、一个方木块，指示患者判断圆球和方木块；在患者判断比较准确以后，再在木箱中放置大、中、小三种圆球或方木块，指示患者用患手触摸判断它们的大小。

82 脑卒中患者发生吞咽障碍时如何选择食物以及进行进食训练？

①每一口食物的数量从少量（1～4毫升）开始，逐步增加。②调整食物形态，避免干食、黏食，要选取稠厚流质食物。③调整摄食姿势，可先尝试30°仰卧、颈部前屈的姿势，重力有助于摄入和吞咽。④调整进食速度，适当放慢，一般以30分钟摄入70%的食物为宜。⑤在餐具的选用上，应选匙面小、难于粘上食物的汤匙。

83 脑卒中后出现疼痛怎么办？

脑卒中后疼痛出现率很高，主要原因有血液循环障碍、关节运动不够引起的肌肉挛缩，以及各种神经疼痛等。上肢疼痛较多，下肢疼痛较少。主要的治疗方法有：脑卒中的治疗，心理治疗，物理治疗（如电疗、激光），药物治疗。

84 脑卒中以后总感觉手脚有点麻麻的，怎么办?

脑卒中后的肢体麻木是由大脑血管被堵塞，神经受到压迫导致的，可以用中药、针灸等方法进行治疗，这些方法可起到活血化瘀、益气通络的作用。另外，还可以用神经肌肉电刺激、红外线和牵引理疗的方式来治疗。脑卒中后肢体麻木恢复所需的时间较长，患者和家属要有耐心。

85 什么是桥式运动?

患者去枕平躺，双上肢放在两旁，双下肢屈髋屈膝，脚平放在床面上，将屁股抬离床面，维持 5 ~ 10 秒。如患者一侧无力，家属可以帮助患者将患侧腿屈曲并将患膝稳定住。

86 脑卒中患者的生活能力训练有哪些?

①日常生活活动能力训练,包括穿衣、进食、使用轮椅、上厕所、洗澡、行走、上下楼梯、保持个人卫生等。②其他有针对性的训练,包括书写练习、画图、下棋、打毛线、粗线打结、系鞋带、穿脱衣裤和鞋袜、做家务活动、社区行走,使用交通及通信工具等。

87 脑卒中患者出现抑郁、焦虑等情绪问题,该如何处理?

我国脑卒中后抑郁发病率高达20%～70%,多数地区患者抑郁发病率在40%～50%。脑卒中患者脑部受损且引发相关的功能障碍,容易出现抑郁、焦虑等情绪障碍。首先,要针对患者脑卒中后的各种后遗症及早进行综合的康复治疗,尽可能使其生活自理,增强患者的自信心。其次,患者的家人朋友要实时关注患者的心理状态并适时给予心理疏导。严重者需加用抗抑郁、焦虑等药物治疗。

88 脑卒中患者的康复结局如何？

　　康复治疗的时间开展得越早，结局越好。一般来说，3个月内，神经功能恢复最快，半年后仍可有恢复，1年后恢复变慢，但康复治疗仍有益处。康复治疗越规范、系统，疗程越充足，并发症预防和处理得越好，结局越好。患者应该做全面规范、系统的康复治疗。

89 诊断颈动脉狭窄的各项检查有什么区别？

诊断颈动脉狭窄的检查有B超、计算机体层血管成像、磁共振血管成像和数字减影血管造影等。

（1）B超，有无创、简易、廉价等优点，但是在确定或排除极重度狭窄时其敏感性和特异性存在缺陷。

（2）计算机体层血管成像，也就是CTA，血管的增强CT。它可以显示从主动脉弓到大脑动脉环的解剖形态，但管壁钙化会影响评估管腔狭窄程度的准确性。

（3）磁共振血管成像，即MRA，能够无创生成颈动脉图像，但是有幽闭恐惧症、过度肥胖或植入起搏器的患者不能进行此项检查。

（4）数字减影血管造影，即DSA，医学上我们称其为评估的金标准，是其他血管成像方法的比较标准。其局限性为有创伤、高成本。

90 医生说脑卒中是因为脑子里的血管堵了，那到底是怎么堵的？

人体的动静脉血管负责血液运输，血液从心脏出发到身体各个部位都靠它的正常运转。正常的血管富有弹性、分层清晰、光滑完整。如果你长期处于不健康生活状态，比如生活作息不规律、酗酒、吸烟、高糖高盐饮食，血管的脂质斑块就会悄然出现，形成动脉粥样硬化斑块。这样一来，血管就会变得狭窄，变得坑坑洼洼。这些斑块并不是静止不动的，它们会破裂变成血栓。如果这些血栓发生在脑部，那患者会出现头痛、头晕、记忆力下降、说话不清、活动能力减弱等症状，严重者会出现偏瘫甚至脑死亡。

91 如何自测是否为脑卒中高危人群？

40 岁以上的人群可以根据以下 8 项危险因素进行脑卒中风险评估。若为脑卒中高危人群，要及时到当地医院咨询。

（1）有高血压病史（≥ 140/90mmHg），或正在服用降压药；

（2）有心房颤动和心瓣膜病；

（3）吸烟；

（4）血脂异常或未知；

（5）有糖尿病；

（6）很少进行体育运动（体育锻炼的标准是每周锻炼 ≥ 3 次、每次 ≥ 30 分钟、持续时间超过 1 年；从事中重度体力劳动者视为经常有体育锻炼）；

（7）肥胖（BMI ≥ 26kg/m^2）；

（8）有脑卒中家族史。

92 高血压的患者，日常生活中要怎么做才能科学有效地预防脑卒中？

（1）如果已经确诊有原发性高血压，推荐将血压降至 130/80mmHg 以下。高龄老年人高血压控制的目标遵医嘱，不可过低。

（2）日常生活方式要健康。比如保持BMI处于 18 ～ 24kg/m^2、调整饮食结构、减少钠摄入（盐低于 6 克/天，包括煮菜时放入的食盐，以及鸡精、麻酱、火锅蘸料、酱油、豆瓣酱、零食等各种食物中盐分的总和）。少吃腌制食品和加工食品，如咸菜、咸蛋、咸鱼、酸菜等，补充饮食中钾摄入（水果、蔬菜），适度锻炼以及戒烟限酒。

（3）学习家庭自测血压。这样不仅可以了解血压控制水平，也可以记录下来告诉医生，从而及时调整降压药物的剂量。

（4）遵医嘱服用降压药物，不可随意增减停药。服用药物后，起床、走路时要缓慢，防止突然改变体位而出现体位性低血压。若在服药过程中有严重的药物不良反应，及时就医。

（5）定期体检，尤其高血压相关的健康体检。充分了解身体状况，及时干预或治疗其他疾病。

❓ 93 在家如何正确测量血压？

（1）建议使用上臂式电子血压计。从准确性和安全性方面考虑，建议使用上臂式全自动示波法电子血压计，至少每年校准 1 次。

（2）测量血压的姿势：

①坐位：双足平放地面，手臂放在桌面上与心脏位置平齐，支撑应舒适，手心朝上。

②平卧位：双上肢平放在身体两侧，手心朝上，上半身不要额外垫东西，此时上肢自然与心脏位置平齐。

（3）血压袖带的位置：袖带紧贴皮肤，松紧以能放进一个手指为宜。袖带下缘在肘关节上方的 2 ～ 3 厘米处，袖带气囊中心（通常会有标识）位于肱动脉（位于肘关节上方搏动处）的部位。可以保留一层薄衣物（如薄衬衣或薄秋衣），不可将上衣袖子挽起来测血压，这样测量出来的结果偏低。

（4）监测血压的时机：测量前 2 小时内不应进行剧烈的身体活动，30 分钟内不饮酒、茶和咖啡等饮料。室内应该保持安静，温度以在 21℃ 左右为宜，静坐休息至少 5 分钟，后连续测量 2 ～ 3 次。建议早晚测量：早晨起床后 1 小时内，服用降压药之前，早餐前，剧烈活动前；晚餐后或睡觉前。

（5）监测血压的频率：治疗早期或治疗后血压尚未达标患者，应于就诊前连续测量 5 ～ 7 天；血压控制良好时，每周测量至少 1 天。对于老年高血压患者而言，为了防止体位性低血压，除了监测坐位血压外，还要注意测量站立位时的血压。

（6）监测血压的注意事项：测量过程中，放松且身体保持不动，保持安静，不可讲话。测量结束后液晶屏幕上显示测量数值，记录数值并与上次进行比较。关闭仪器，注意维护仪器。

94 如何控制好血糖来降低脑卒中的发生率?

要牢记糖尿病治疗的"五驾马车"和饮食的"1234567"原则。

（1）糖尿病治疗的"五驾马车"：饮食管理要做好，血糖监测不可少，规律用药是关键，控糖知识多学习，坚持运动身体好。糖化血红蛋白（HbA1c）控制目标为 < 6.5%。

（2）饮食的"1234567"原则：1 蔬菜，2 主食，3 油，4 水果，5 蛋白质，6 盐，7 水。"1"是 1 斤，强调是多吃绿叶菜；"2"是每餐 2 两主食；"3"是每天的植物油 3 汤勺，即 20～25 克；"4"是每天不能食入超过 4 两的水果；"5"是 5 份蛋白质，一定要有足够的蛋白质，1 个鸡蛋，1 袋牛奶，1 两瘦肉，1 两的鱼或虾，1 份豆制品；"6"是 6 克盐，大概是矿泉水瓶盖一小盖；"7"是 7 杯水，应多喝水，每天饮水 1500～2000 毫升。

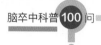 95 日常生活中，如何通过健康饮食来预防脑卒中？

（1）每天饮食种类应多样化。采用全谷、杂豆、薯类、水果、蔬菜和奶制品以及总脂肪和饱和脂肪含量较低的均衡食谱。

（2）低钠高钾，推荐的食盐摄入量≤6克/天，钾丰富的来源是新鲜的水果和蔬菜。

（3）一天总脂肪摄入量应小于总热量的30%，反式脂肪酸摄入量不超过2克。新鲜蔬菜400～500克、水果200～400克；适量鱼、禽、蛋和瘦肉，平均摄入总量120～200克；各种奶制品相当于液态奶300克；烹调植物油＜25克；控制添加糖（如冰糖、白砂糖等）的摄入，每天少于50克，最好少于25克。

（4）血脂偏高的患者，每天胆固醇的摄入量应低于200毫克。猪肉、蛋黄、动物油、动物内脏等食物要控制摄入量，食用油宜用豆油、花生油、菜油、麻油等，不建议食用动物油。蛋白的摄入以白肉为主，如禽类、有鳞鱼等。且每餐不宜过饱，八分饱比较合适，尽量少食多餐。

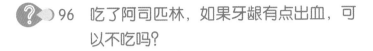

96 吃了阿司匹林，如果牙龈有点出血，可以不吃吗？

建议咨询医生。阿司匹林的作用是抑制血小板聚集，发挥抗血栓的作用。由于血小板在血液循环中的寿命约为 7 天，随着体内新生血小板的不断诞生，血小板的聚集功能会逐步恢复。因此只有每天坚持服用有效剂量的阿司匹林，才能抑制新生血小板的聚集功能，达到预防血栓的目的。擅自停药，会导致血栓形成，使脑卒中复发，一定要在医生的指导下服药。另外，刷牙时宜用软毛牙刷，动作适当轻柔，避免出血。如果发现牙龈出血多、严重胃部不适等，及时来院就诊，在医生指导下调整药物。

97 既往有脑卒中，目前恢复正常，还需要复诊吗？

需要，复诊非常重要。医生通过定期血液检查、B超检查、颅脑CT等检查结果来了解血管的狭窄程度，及时调整用药及注意事项，从而避免脑卒中的复发。请在医生的建议下，定期进行复查。

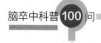

? 98 脑卒中吞咽障碍的患者如何保证经口进食的安全?

牢记进食五要素。

一要调整体位。安静环境,能坐起的患者,采取坐位;偏瘫者采取半卧位,即躯干上抬30°。头颈前屈,肩部用枕头垫起,利于食物由健侧咽部进入食管。进食后应保持原姿势10～20分钟,30分钟内不宜进行翻身、吸痰等操作。

二要选择合适的食物。选择密度均匀、有适当黏性而不易松散、不易在黏膜上残留或易变形的食物。最容易吞咽的是泥状食物。一次进食入口量从3～5毫升开始,酌情增加至15～20毫升。

三要调整餐具。宜用小而薄的勺子进食。

四要控制速度。缓慢进食,细嚼慢咽,全程以30～40分钟为宜。在气促、咳嗽、呛咳时停止喂食,予以充分休息。

五要注意细节。注意力集中,不说话、不看电视等。偏瘫者从健侧(正常侧)喂食,尽量把食物放在舌根部。吞咽后反复做几次空吞咽,保证全部食物进入食管内。如有食物滞留,鼓励患者把头转向健侧,并控制舌头向麻痹的一侧清除残留的食物。 进食后注意清洁口腔，减少食物残渣遗留。

如有吞咽障碍患者，还可配合吞咽康复训练、针灸等治疗，加速康复。如患者进食过程出现明显呛咳或有严重吞咽障碍应至医院检查，必要时给予鼻饲。

❓ 99 如何在家中喂养鼻胃管置管患者？

（1）根据鼻胃管性质、有效期及鼻饲灌注器的有效期，定期更换。每次灌注前查看鼻胃管长度，是否有滑出现象。如有明显滑出，暂停喂养，请咨询医护人员。

（2）喂养体位尽量取坐位。不能取坐位的患者抬高床头 30° 以上，鼻饲后保持原体位 30 ～ 60 分钟再恢复平卧位。切不可喂养后立即翻身、拍背或躺平。

（3）鼻饲液以流质为主，避免有渣食物。温度以 38 ～ 40℃，放置前臂内侧而不觉烫为宜。避免果汁和牛奶一起灌注。

（4）灌注前进行回抽，回抽出少量胃内容物则可以灌注。若回抽出 200 毫升及以上胃内容物，应延迟鼻饲，半小时后再次回抽观察后再灌注。如果回抽出咖啡色液体或多次 200 毫升以上胃内容物，暂停喂养，及时就诊。

（5）灌注时先注入 20 毫升温开水，再注入流质食物。药物应先捻碎，溶解后注入。最后用 20 毫升温水冲洗胃管。

（6）每次灌注总量不超过 200 毫升，根据患者情况，按需进行灌注，灌注速度不宜过快。

（7）如果发生堵管、滑脱、喂养时患者频繁呛咳等意外，及时请专业医护人员处理。

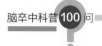 100　居家卧床患者如何预防压力性损伤（褥疮）？

（1）及时更换衣服、床单、褥子并保持平整舒适。 如有大小便失禁、呕吐及出汗，应及时擦干，保持干燥清洁。

（2）定时变换体位，每 1～2 小时翻身 1 次，骨隆突处垫软枕。更换体位及取放便盆动作轻柔，避免拖拽损伤皮肤。

（3）翻身时观察皮肤情况，检查有无异物压在身下。

（4）饮食注意营养，增强皮肤抵抗力。

（5）若发现皮肤发红，按压不变白，应使用软枕、靠垫等工具，尽可能减少或去除局部受压。如若发生严重的压力性损伤，如皮肤上出现水疱、破溃，剧烈疼痛等，应及时就医。

参考文献

[1] Powers WJ, Rabinstein AA, Ackerson T, et al. 2018 Guidelines for the early management of patients with acute ischemic stroke: a guideline for healthcare professionals from the American Heart Association/American Stroke Association. Stroke, 2018, 49(3): e46-e110.

[2] GBD 2019 Stroke Collaborators. Global, regional, and national burden of stroke and its risk factors, 1990-2019: a systematic analysis for the Global Burden of Disease Study 2019. Lancet Neurol, 2021, 20(10): 795-820.

[3] Feigin VL, Roth GA, Naghavi M, et al. Global burden of stroke and risk factors in 188 countries, during 1990-2013: a systematic analysis for the Global Burden of Disease Study 2013. Lancet Neurol, 2016, 15(9): 913-924.

[4] Maaijwee NA, Rutten-Jacobs LC, Schaapsmeerders P, et al. Ischaemic stroke in young adults: risk factors and long-term consequences. Nature Reviews Neurology, 2014, 10(6) : 315-325.

[5] Putala J, Metso AJ, Metso TM, et al. Analysis of 1008 consec-utive patients aged 15 to 49 with frst-ever ischemic stroke: the Helsinki Young Stroke Registry. Stroke, 2009, 40(1): 1195-1203.

[6] Rosenzweig S，Carmichael ST. Age-dependent exacerbation of white mater stroke outcomes: a role for oxidative damageand inflammatory mediators. Stroke, 2013, 44(9): 2579-2586.

[7] 杨璞. 每天喝点醋能软化血管,预防动脉硬化?! 最坑老人的谣言. 医食参考, 2021(10): 42.

[8] Gąsecki D, Kwarciany M, Kowalczyk K, et al. Blood pressure management in acute ischemic stroke. Current Hypertension Reports, 2020, 23(1): 3.

[9] Tikhonoff V, Zhang H, Richart T, et al. Blood pressure as a prognostic factor after acute stroke. Lancet Neurol, 2009, 8(10): 938-948.

[10] 中华医学会神经病学分会, 中华医学会神经病学分会脑血管病学组. 中国急性缺血性脑卒中诊治指南 2018. 中华神经科杂志, 2018, 51(9): 666-782.

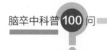
[11] Chen J, Ye H, Zhang J, et al. Pathogenesis of seizures and epilepsy after stroke. Acta Epileptologica, 2022, 5(1): 16-21.

[12] 中国卒中学会血管性认知障碍分会, 汪凯, 董强, 等. 卒中后认知障碍管理专家共识2021. 中国卒中杂志, 2021, 16(4): 14.

[13] 中国老年学学会心脑血管病专业委员会, 中国康复学会心血管病专业委员会, 中国医师协会循证医学专业委员会. 阿司匹林抗栓治疗临床手册. 中华全科医师杂志, 2015, 14(12): 908-917.

[14] 中华医学会神经病学分会, 中华医学会神经病学分会脑血管病学组. 中国头颈部动脉粥样硬化诊治共识[J]. 中华神经科杂志, 2017, (8): 572-578.

[15] 中国营养学会骨健康与营养专业委员会, 中华医学会肠外肠内营养学分会, 中国老年医学学会北方慢性病防治分会. 高同型半胱氨酸血症诊疗专家共识. 肿瘤代谢与营养电子杂志, 2020, 7(3): 283-288.

[16] 袁淑雅, 邸聪冉, 席子明, 等. 脑卒中后抑郁患者的临床治疗. 中国医药科学, 2021, 11(21): 45-48, 78.